AF586863

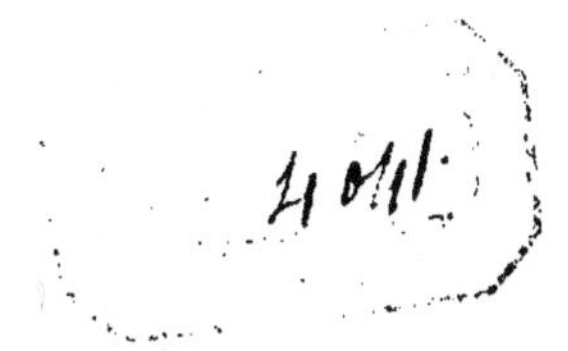

RECHERCHES SUR L'AUSCULTATION

DE LA

PNEUMONIE MASSIVE

PAR

LE Dr J. GRANCHER
Agrégé à la Faculté, médecin des hôpitaux.

PARIS, 1878

Paris. — Imprimerie Cusset et Ce, rue Montmartre, 123.

DE LA PNEUMONIE MASSIVE

Val..., âgé de 41 ans, infirmier, entre à l'hôpital Lariboisière, salle Saint-Gérôme, n° 34, le 30 août 1877, et y meurt le 4 septembre. Cet homme a reçu, étant en sueur, un seau d'eau froide sur le corps, il y a cinq jours. Presque aussitôt, il éprouva des frissons erratiques et un malaise profond qui le forcèrent à se mettre au lit, et, quatre jours après, il entrait salle Saint-Gérôme, dans le service de M. Jaccoud, que je remplaçais à ce moment. Val... a un aspect assez chétif; il est petit et maigre. Son facies est altéré; sa respiration est profondément troublée. Une toux quinteuse le fatigue et il expectore des crachats assez abondants, gélatineux et jaunâtres.

Le diagnostic était écrit dans le crachoir et je pensai, avant même d'ausculter le malade, à une *pneumonie* fibrineuse, lobaire, que confirmaient le début brusque à la suite d'un refroidissement subit, la persistance d'un point de côté assez diffus, et les autres phénomènes fonctionnels : toux, dyspnée, etc.

L'examen physique me réservait des surprises.

Dans les trois quarts inférieurs du poumon droit, en arrière, latéralement, et en avant, la matité est *absolue*, la respiration *nulle*, les vibrations thoraciques *nulles*.

Dans la fosse sus-épineuse et sous la clavicule, le son reparaît, légèrement skodique en ce dernier point; la respiration est puérile et les vibrations normales.

Le poumon gauche respire largement et, sauf quelques râles sonores et la puérilité compensatrice de l'inspiration, tout est régulier.

Revenant au poumon droit, je constatai que, quels que fussent les efforts du malade pour respirer largement, je n'entendais ni murmure vésiculaire ni souffle, et que les secousses de la toux et le bruit de la voix n'étaient point transmis à mon oreille. Cependant, l'expansion thoracique se produisait : ampliation et retrait rhythmiques, aussi bien du côté malade que du côté sain.

Je portai le diagnostic de pleuro-pneumonie ; accusant l'épanchement pleurétique de la perte totale des vibrations vocales, du silence respiratoire et de la matité absolue. Cependant, mon affirmation n'allait pas sans quelques réserves mentales, car je ne m'expliquais pas bien cette intensité si remarquable des phénomènes pleurétiques ; les pleuro-pneumonies, d'ordinaire, laissent, en effet, percevoir des signes mixtes : égophonie ou broncho-égophonie ; souffle lointain voilé ou tubaire, vibrations absentes à la base ; présentes ou exagérées au-dessus de l'épanchement. Il fallait sans doute, pour produire *des signes négatifs* si complets, l'épanchement d'une grande quantité de liquide pleurétique ; et je m'arrêtai à cette opinion. L'idée de la thoracentèse me vint même à l'esprit, mais rien ne commandait une ponction d'urgence, et d'un autre côté la fièvre très-élevée (40°) et l'inflammation indiscutable du poumon ne me permettaient pas d'intervenir légèrement. J'attendis, — en me contentant de prescrire un traitement tonique (potion de Todd à 80 gr. ; — extrait mou de quinquina, 8 gr.).

Le lendemain 1er septembre, l'état du malade ne s'est pas sensiblement modifié ; la dyspnée et la fièvre persistent au même degré ; les signes physiques sont les mêmes dans le poumon droit. A gauche, les râles sonores sont plus nombreux et mêlés de quelques râles muqueux. Je signalai aux élèves qui suivaient la visite, la gravité de cette complication si légère en apparence, puisqu'elle indique à peine une bronchite, mais si sérieuse dans l'état de notre malade, dont le poumon droit était presque entièrement perdu pour l'hématose. — Même traitement.

Le 2 septembre, l'aggravation de tous les phénomènes généraux et fonctionnels est évidente : la dyspnée est plus intense, les crachats abondants et visqueux deviennent verdâtres ; la peau et les conjonctives prennent une teinte sub-ictérique. Les râles ont augmenté dans le poumon droit, et les phénomènes d'asphyxie commencent. Cependant la fièvre a légèrement baissé ; le thermomètre ne marque plus que 38°,5 au lieu de 40 ; mais l'état général ne me permettant pas d'escompter favorablement cette légère diminution matinale de la chaleur, je me décidai à pratiquer une ponction, espérant soulager mon malade et prolonger au moins sa vie. Je pris un trocart fin de l'appareil Potain, et je l'enfonçai dans la poitrine au lieu d'élection. Une ou deux gouttes de sang aéré apparurent sur le bord de la canule, et ce fut tout ; je pensai aussitôt avoir pénétré dans le poumon, et je retirai lentement la canule, espérant rencontrer une couche liquide. Mais mon espoir fut trompé, et je me décidai à pratiquer une seconde ponction en arrière, là où je supposais exister la plus grande quantité du liquide pleurétique, l'inutilité de ma première ponction m'autorisant à penser que je me trouvais devant un épanchement enkysté. Le résultat de la seconde opération fut semblable à celui de la première ; et j'en fus réduit à expliquer les signes physiques par la présence de fausses membranes pleurales.

Le lendemain, 3 septembre, Val... mourait à quatre heures du soir, au neuvième jour de sa maladie. Temp. 38,4.

Autopsie. — Le poumon gauche est congestionné.

Le poumon droit est légèrement adhérent à la plèvre pariétale par des tractus fibrineux ; mais il n'existe pas trace d'épanchement liquide ; l'aiguille à thoracentèse a pénétré à plusieurs centimètres dans le poumon sans laisser une marque apparente de son passage.

Ce poumon est hépatisé, volumineux, lourd, friable, grenu à la coupe, un peu grisâtre dans ses deux tiers inférieurs. Le tiers supérieur est congestionné, mais crépite sous le doigt et surnage.

J'incisai les principaux vaisseaux sanguins sur la sonde cannelée, et je les trouvai normaux et contenant un peu de sang.

Les bronches, ouvertes dans toute leur longueur, sont remplies jusqu'au hile d'un *moule fibrineux*. Cette fibrine, qui forme dans tout le système bronchique des arborisations comparables à celles que l'on rencontre dans certaines diphtéries, est jaune sucre d'orge, élastique et fibrillaire. Elle se détache des bronches avec la plus grande facilité, et n'est mêlée d'aucune strie sanguine. Sa surface, au niveau des grosses bronches, garde l'empreinte des plis longitudinaux, dus aux fibres élastiques de la muqueuse bronchique, qui a conservé son état lisse, et, sauf une légère injection, paraît normale.

Je n'insiste pas sur les caractères de cette pneumonie évidemment lobaire au plus haut degré, et qui ne différait des pneumonies de même espèce que par l'existence de l'exsudat fibrineux jusque dans les plus grosses bronches. Tout le système aérien, dans cette partie de l'organe, était bouché par un *moule fibrineux continu*.

La cause des phénomènes physiques anormaux est maintenant connue ; elle est dans cette hépatisation *massive* qui a transformé deux lobes du poumon en un corps compacte, en chassant tout l'air qu'ils contenaient.

Il ne sera peut-être pas inutile de revenir sur chacun d'eux, et de montrer le rapport rigoureux des signes et des lésions.

On connaît les signes classiques de la pneumonie, qui sont restés à peu près tels que Laënnec les avait indiqués (1) :

Début.
- Respiration : légèrement affaiblie, crépitation fine et sèche à l'inspiration.
- Percussion : sub-matité.
- Palpation : vibrations égales ou légèrement augmentées.

État.
- Respiration : souffle tubaire, bronchophonie.
- Percussion : matité.
- Palpation : vibrations augmentées.

Déclin.
- Retour aux phénomènes du début, avec la modification du *râle redux*.

Le malade dont je rapporte l'observation n'a été étudié qu'à la période d'état, puisqu'il est entré à l'hôpital le cinquième jour de sa maladie, et qu'il est mort le neuvième. Il n'en offre pas moins un grand intérêt si on compare les signes physiques de cette pneumonie à ceux d'une pneumonie classique.

Les auteurs établissent une différence entre la matité fournie par la pneumonie et celle que donne la pleurésie. Cette dernière est absolue : *tanquam percussi femoris* ; au contraire, la pneumonie donne un *son* mat à tonalité haute, et il reste encore une certaine élasticité sous le doigt percuté. Cette distinction est vraie, quand elle s'applique à des épanchements abondants qui refoulent tout le poumon, effacent le calibre des bronches et suppriment dans toute une partie de la cage thoracique, l'air qui y est normalement contenu.

Elle cesse d'être juste pour les épanchements peu abondants d'une part, et pour les pneumonies *massives* d'autre part. Ce sont ces dernières qui donnent la matité *absolue*, tandis que les pleurésies à faible épanchement fournissent un *son* mat. Cela se comprend ; un bloc pneumonique qui laisse perméables les grosses bronches, communique à ce réservoir d'air l'ébranlement de la percussion ; et il se produit des vibrations sonores, étouffées, mais perceptibles.

C'est le cas d'une pneumonie périphérique ou d'un épanchement peu abondant ; au contraire, une pneumonie en masse ou une

(1) Les modifications pathologiques des vibrations vocales ont été découvertes par *Hourmann*, et étudiées par Monneret.

forte pleurésie chassent l'air des bronches, et la percussion donne une matité absolue.

On comprend de même, dans le cas de Val..., que les vibrations vocales ne pouvaient pas être transmises à la main, et il va de soi que ni la respiration, ni le souffle tubaire ne pouvaient être perçus.

Nous pouvons donc, de ce seul fait bien observé, et où se rencontrent toutes les conditions d'une bonne expérience, tirer cette première conclusion :

La perméabilité des canaux bronchiques est la condition *sine quâ non* du souffle tubaire, de la bronchophonie, et de l'augmentation des vibrations vocales, dans la pneumonie.

Il ne sera pas inutile, avant d'aller plus loin, de consulter les auteurs, et de leur demander leur opinion sur les faits du même genre, qui ne sont pas très-rares.

Faisons une première remarque : autant nos « classiques » insistent, et avec juste raison, sur les *pneumonies latentes*, autant ils se taisent sur les pneumonies massives. Andral (1), Grisolle (2), Jaccoud (3), Niemeyer (4), les auteurs du *Compendium* (5), etc., décrivent des pneumonies dans lesquelles l'un ou l'autre, ou même plusieurs des symptômes caractéristiques ont manqué.

Ici les crachats font défaut, comme chez les enfants ou les vieillards : là, les vibrations thoraciques sont normales : ou encore le souffle est absent, ainsi que les râles crépitants, comme dans les pneumonies centrales ; la pneumonie existe cependant, mais elle est *latente*, soit par l'effacement, soit même par l'absence de ses signes ordinaires. Le médecin est soigneusement mis en garde contre les erreurs qu'il pourrait commettre dans le diagnostic de la pneumonie, par *insuffisance* des signes physiques ; mais il reste désarmé devant une *perversion* de ces mêmes phénomènes.

Cependant, il serait injuste de ne pas reconnaître que quelques classiques signalent, en passant, les anomalies de percussion et

---

(1) Andral. *Clinique médicale*. Paris, 1840. T. I, p. 520.

(2) Grisolle. *Traité de Patholog. interne*. Paris, 1815. T. I, p. 405.

(3) Jaccoud. *Patholog. interne*. Paris, 1871. T. II, p. 55 et 59.

(4) Niemeyer. *Eléments de pathologie interne*. Paris, 1869, T. I, p. 155.

(5) *Compendium de médecine pratique*. Paris, 1846. T. VII, p. 118.

d'auscultation que V... présentait à un aussi haut degré. Voici ce que disent, à cet égard, Hardy et Béhier (1) :

« Pour être complets, nous ajouterons encore que, dans certains « cas de pneumonie assez étendue et non centrale, on peut ren- « contrer une absence complète de murmure respiratoire, sans « râle et sans respiration bronchique, ainsi que cela se rencontre « dans la pleurésie. Nous avons eu occasion, récemment, d'obser- « ver un fait semblable, dans lequel la matité considérable d'un « côté de la poitrine, et l'absence de tout bruit respiratoire dans « le point correspondant, nous avaient fait admettre une pleurésie. « Le malade ayant succombé, nous trouvâmes une pneumonie au « deuxième et au troisième degré, du poumon gauche, avec une « légère pleurésie concomitante, sans que rien dans les lésions « pût nous expliquer l'absence des signes physiques ordinaires de « la pneumonie aiguë. »

On saisit facilement l'analogie de ce fait et du mien ; et je ne doute pas que le malade auquel font allusion ces auteurs, n'eût dans les bronches, jusqu'au hile, les mêmes moules fibrineux que j'ai trouvés dans le poumon de Val... Si ce fait anatomique leur a échappé, c'est qu'ils se sont contentés, probablement, d'inciser le tissu du poumon, comme on le fait d'ordinaire aux autopsies, sans ouvrir les canaux bronchiques sur la sonde cannelée. Si on ne prend pas cette précaution, les lésions des bronches passent souvent inaperçues.

Valleix (2) parle de faits à peu près semblables : il déclare « qu'on a vainement cherché à se rendre compte de cette espèce d'anomalie » ; et il oppose à l'interprétation de Stokes (3), qui croyait que le poumon occupé en totalité par la pneumonie, ne pouvait se dilater, les doutes que Grisolle émet sur cette théorie.

Cependant, Grisolle, dans son *Traité de la pneumonie* (4), fait remarquer que les vibrations thoraciques, dans la peumonie, sont tantôt nulles, tantôt augmentées, tantôt diminuées ; mais il donne de ce fait une explication fort contestable, quoiqu'elle soit appuyée par l'autorité de Walshe (5) ; en disant que la conductibilité du poumon est différente dans les diverses parties d'un

---

(1) *Traité de Patholog. interne*, Paris, 1864. T. II. p. 819.
(2) *Guide du médecin praticien*. Paris, 1860. T. II, p. 692.
(3) Stokes. *Diseaces of the chest*. Dublin, 1837. P. 309.
(4) Grisolle. Paris, 1864.
(5) Walshe. *Traité clinique des maladies de la poitrine*. Paris, 1870 (traduct. Fonssagrives).

même poumon, et surtout dans divers poumons hépatisés, à cause de l'homogénéité différente des tissus enflammés.

Mais, pour expliquer des phénomènes aussi opposés qu'une augmentation des vibrations thoraciques d'une part, et leur disparition complète d'autre part, il faudrait, il me semble, que la conductibilité du poumon enflammé, et par conséquent ses qualités physiques, fussent, non point *différentes*, mais exactement *inverses*, ce qui n'est pas, au moins dans l'hépatisation rouge.

La qualité des lésions du tissu pulmonaire, dans la pneumonie, ne saurait donc, à mon avis, expliquer : ici, l'exagération ; là, la disparition des vibrations thoraciques.

Nous avons vu qu'il fallait chercher, dans la perméabilité ou dans l'obstruction des canaux bronchiques (toutes choses égales, d'ailleurs), la cause de ces phénomènes.

Grisolle est plus heureux dans l'interprétation qu'il donne du souffle bronchique : « Pour que la respiration bronchique soit produite, il faut que le poumon soit induré, et que, la plupart ou la totalité de ses vésicules étant devenues imperméables à l'air, ce fluide s'arrête dans les grosses divisions bronchiques ». *Loc. citat.*, p. 237.)

Et plus loin, p. 239 : « On comprend que la compression de la bronche, que son oblitération par une grande quantité de liquide visqueux, ou même encore par un bouchon fibrineux auraient le même résultat, et expliqueraient tout naturellement l'absence de respiration tubaire ; mais c'est une circonstance des plus rares... »

Grisolle avait donc vu les faits dont je parle ; et il en saisissait pour une part l'interprétation vraie. Mais déjà Stokes et même Laënnec (1) avaient observé que l'absence du râle crépitant et du bruit respiratoire, était souvent le seul signe de l'hépatisation. Ces faits sont donc assez fréquents, et tout médecin expérimenté en a rencontré dans sa pratique ; mais je doute qu'il les ait toujours reconnus et exactement interprétés.

Dans d'autres passages de sa magnifique monographie, Grisolle parle des moules bronchiques (page 59), et il fait observer très-sagement que les auteurs ont décrit, sous le nom de polypes des bronches et de concrétions fibrineuses, des choses souvent très-

(1) Laënnec. *De l'auscult. médiate.* Paris, 1819. — P. 175 et suiv. — (Il semblerait, aux descriptions de Laënnec, que cet auteur si fidèle a rencontré dans ses premières observations des pneumonies massives ; car il ne parle pas du souffle tubaire qui fut découvert par Andral, mais du « silence respiratoire ».)

différentes. Enfin, page 216, il s'élève contre l'opinion de Remak, qui regarde les moules des petites bronches comme constants dans la pneumonie, et les attribue à un exsudat fibrineux; et il croit pouvoir expliquer leur formation par la coagulation du sang épanché.

Bref, il suffit d'ouvrir l'ouvrage de Grisolle pour trouver, dispersée là et là, l'étude des lésions, des symptômes et du diagnostic de la *pneumonie massive*. Je crois qu'il y a grand avantage à rapprocher et à compléter les divers éléments d'une variété de pneumonie, d'autant plus importante à connaître, que le médecin se trouve immédiatement placé devant un problème de thérapeutique qui demande une prompte solution.

Déjà Stokes avait jeté les bases de cette description en s'élevant contre l'opinion d'Andral qui donnait comme un signe certain de pleurésie, la matité avec absence de râles, en faisant remarquer qu'il existe une pneumonie : « Of a most important variety, in which a rapide solidification occurs, not preceded by the usual signs »; et en donnant quelques-uns des éléments de diagnostic différentiel avec la pleurésie. Mais son étude est encore plus incomplète que celle de Grisolle qui vint après Stokes et avait pu profiter de ses recherches.

Plus récemment Walshe (1), reproduit à peu près les remarques de Grisolle et ses interprétations, sans insister autant qu'il convient, à mon avis, sur les erreurs de diagnostic et de thérapeutique qui peuvent en découler.

Cela est si vrai que ces faits sont encore étudiés sous des noms différents : En Allemagne, Kretschy et Franz (2); puis Strebl, Ferdinand, Bettelheim Karl (3) les décrivent et les connaissent sous le nom de bronchite croupale, la lésion bronchique leur faisant oublier la pneumonie.

De même Viedemann (4) décrivait la bronchite fibrineuse dans une thèse déjà ancienne.

Il suffit de lire les observations de ces auteurs pour y reconnaitre la pneumonie *massive*. Viedemann cite Hippocrate, passe en revue les opinions de Lister, de Murray, de Louis, de Barth et Remak sur la nature des pseudo-membranes ou polypes des bronches : et

(1) Walshe. *Loc, cit.* P. 422 et 423.

(2) Wiener méd. wochenschrit, 1873.

(3) *Sweifalle von Bronchit. croupale. Mitthel Der art's vereins. in Wien.* 1873.

(4) Viedemann. *Thèse de Strasbourg*. 1854.

s'appuie sur son maître, le professeur Schutzenberger pour sa description clinique. Il ne paraît pas avoir vu cependant des faits de *perversion* totale des signes physiques. Il trouve, en effet, chez ses malades, avec une matité plus absolue, *un souffle plus intense* que d'ordinaire, et ne parle point des vibrations vocales ; mais il insiste sur l'absence des râles et des crachats, et caractérise même du nom de pneumonie sèche cette variété d'inflammation pulmonaire.

Tout récemment enfin, M. Henrot (de Reims) (1) a communiqué à la Société médicale de cette ville une observation très-intéressante de « lymphorrhagie bronchique » qui diffère de la mienne sous quelques rapports, mais doit entrer évidemment dans le même groupe de faits.

Il s'agit d'une femme qui, le 18 février 1876, fut prise subitement « d'un point de côté assez violent à droite, de frissons avec claquements de dents, de toux, d'oppression, d'envie de vomir, de céphalalgie et de fièvre ».

Bientôt les crachats rouillés surviennent, et, au sixième jour de la maladie, la patiente rend « une concrétion volumineuse de 9 centimètres de longueur, d'un aspect blanc nacré, homogène, non tubulée, très-finement ramifiée, et contenant dans son épaisseur, de nombreuses bulles d'air ».

Cette expectoration se reproduisit plusieurs fois, et M. Henrot put constater une modification radicale des signes physiques avant et après l'expectoration. Avant : *matité complète, absence absolue* du murmure vésiculaire. Après : *sonorité normale* et respiration chargée de crépitation fine à l'inspiration. La malade de M. Henrot a guéri.

Ce fait observé avec beaucoup de soin, et que mon confrère m'a communiqué avec un empressement dont je le remercie, appartient évidemment aux *pneumonies massives*, et j'y reviendrai.

En résumé, les classiques font à peine allusion à la pneumonie massive ; les auteurs de monographies n'en donnent qu'une description partielle ; et ceux qui lui ont consacré ou leur thèse inaugurale ou un travail original, méconnaissant la nature même de la maladie, lui donnent le nom de bronchite croupale ou de lymphorrhagie bronchique. Il est bon de tracer à part les caractères fondamentaux de cette *variété* de pneumonie, et de montrer que ses lésions, ses symptômes et son diagnostic méritent une petite place, même dans les traités élémentaires.

---

(1) Henrot. Bulletin de la Soc. méd. de Reims. 5 avril 1876.

ANATOMIE PATHOLOGIQUE.

Dans la pneumonie franche lobaire, les bronches de gros calibre sont libres, tandis que les bronchioles acineuses et lobulaires sont oblitérées par des exsudats fibrineux, souvent expectorés, que Remak a bien étudiés et que MM. Gubler et Grisolle ont décrits soigneusement. Il n'en est pas de même dans la *pneumonie massive*, qui se distingue anatomiquement de la pneumonie commune par l'existence de moules fibrineux dans les grosses bronches. Chez mon malade, ces conduits étaient remplis par un exsudat, solide et plein, d'une belle couleur jaune ambrée et tout à fait semblable à ces caillots agoniques décolorés, qu'on rencontre dans le cœur droit ou dans l'artère pulmonaire de certains cadavres.

Grisolle, qui avait remarqué cette analogie, en avait conclu, contre la plupart des auteurs, que les moules bronchiques ne sont que des caillots sanguins décolorés. Je ne crois pas que cette opinion soit exacte ; rien, ni dans l'examen anatomique, ni dans la symptomatologie, n'autorise une pareille interprétation. Il n'y a pas hémorrhagie bronchique, mais bien exsudation ; comme le témoignent l'absence complète de sang dans les bronches et la couleur même de la muqueuse, qui n'a subi aucune imprégnation de matière colorante et montre à peine des traces de congestion. Il en serait tout autrement si une hémorrhagie avait eu lieu, et si, par conséquent, le moule fibrineux n'était qu'un caillot sanguin décoloré.

On conçoit sans peine que, sous l'influence d'un processus inflammatoire très-actif, l'exsudation, qui d'ordinaire se limite aux alvéoles pulmonaires et aux bronchioles, puisse s'étendre jusqu'aux bronches les plus grosses. C'est, en effet, ce qui se passe ; et dans ces points, comme dans les alvéoles pulmonaires, l'exsudat est formé de fibrine contenant, dans ses mailles réticulées, des globules rouges et surtout de nombreux globules blancs émigrés des vaisseaux. Ces exsudats subissent des modifications analogues à celles qu'on observe dans le coagulum intra-alvéolaire. Chez la malade de M. Henrot, la *pseudo-membrane* rejetée était blanche, pleine, semée de bulles d'air, et donnait à la coupe l'aspect du jonc. Chez mon malade, qui n'avait pas pu se débarrasser de son exsudation bronchique ; la pseudo-membrane était jaune, compacte, et également pleine.

Si l'on veut bien remarquer que Val... a succombé au neuvième jour de sa pneumonie, tandis que la malade de mon confrère réussit, après de grands efforts de toux, à expectorer les concrétions rameuses qui oblitéraient les bronches, et a guéri ; on trouvera dans ce fait, la raison des différences d'aspect des deux fausses membranes.

La première était *jaune* et *opaque;* c'est-à-dire de date récente, et Val... n'avait pas eu la force de faire les inspirations et les expirations violentes nécessaires pour l'expulser; au contraire, la deuxième était *blanche* et *aérée*, parce qu'elle était un peu plus vieille et que les secousses de la toux, qui l'avaient détachée, l'avaient en même temps pénétrée de bulles d'air.

L'examen histologique pratiqué par M. Henrot ne laisse place à aucun doute sur la nature de ce coagulum, qu'il appelle une concrétion « leucocyto-fibrineuse », et qu'il déclare avoir la plus grande ressemblance avec la concrétion intra-vésiculaire de la pneumonie. M. Henrot dit même : « Ces deux affections (la pneumonie et la lymphorrhagie bronchique) seraient-elles de même nature et n'offriraient-elles que des différences tenant au siége anatomique? » (1). Je répondrai sans hésiter, pour mon confrère : oui, ces deux affections sont de même nature, ou, pour mieux dire, elles ne font qu'une seule et même affection, et la « lymphorrhagie bronchique » n'est pas une entité morbide, mais une complication de la pneumonie franche, assez importante pour constituer une *variété* dans le *groupe* des pneumonies lobaires fibrineuses.

La pseudo-membrane de la pneumonie massive est donc essentiellement caractérisée par un moule bronchique, ramifié, *plein* et *fibrineux*. La coloration jaune ou blanche et la consistance ne sont que des caractères secondaires, qui ne permettraient pas de la distinguer des autres pseudo-membranes bronchiques.

On sait qu'il existe une affection décrite sous le nom de bronchite pseudo-membraneuse, qui a été, récemment, l'objet d'un travail intéressant de M. Lucas Championnière (2). J'ai pu voir et étudier, dans le service de M. le professeur Jaccoud, le malade dont l'observation a été le point de départ de cette thèse, et j'ai examiné, pour M. Lucas, les concrétions bronchiques expectorées. Or, la structure de ces pseudo-membranes est tout à fait différente de celle du coagulum de la pneumonie massive. Ici, il ne s'agit plus de *fibrine*, mais de *mucus concret*. La fausse mem-

---

(1) Henrot (*loc. cit.*) et Notes de clinique médicale, p. 25.

(2) Thèse de Paris, 1876, p. 11 et suivantes.

brane est *blanche, tubuleuse* et *feuilletée* ; et elle est composée de blocs muqueux enveloppés de feuillets parallèles et concentriques. La configuration de ces blocs me permet de les considérer comme des produits de sécrétion des glandes bronchiques, éliminés dans les bronches et englobés dans des couches ou lames de mucus, sécrétées par la surface épithéliale de la muqueuse. La substance muco-albumineuse qui compose ces fausses membranes est homogène, demi-transparente et semée de gouttelettes ou de stries de mucine, et de quelques leucocytes ; et elle se colore assez vivement au picro-carmin. Bref, cette fausse membrane, ne ressemble en rien au coagulum de la pneumonie massive ; elle est le produit concret d'une *sécrétion épithéliale*, tandis que la pseudo-membrane pneumonique est une *exsudation fibrineuse* venue du sang. La première est le résultat d'une inflammation chronique des glandes et épithéliums de la muqueuse bronchique ; la seconde, au contraire, est le résultat d'une pneumonie lobaire suraiguë, maladie toute spéciale, que quelques auteurs considèrent, peut-être à juste titre, comme une fièvre à localisation pulmonaire.

Ces deux espèces de pseudo-membranes ne sont pas les seules qu'on puisse rencontrer dans les bronches sous forme de cylindres rameux. Tout le monde connait les fausses membranes de la diphthérie, qui forment souvent, dans le système bronchique, des moules ramifiés de la trachée jusqu'aux lobules pulmonaires.

Ces pseudo-membranes ont un caractère mixte : elles sont fibrino-épitheliales, c'est-à dire composées, en proportions variables selon le cas, de fibrine à l'état fibrillaire ou granuleux, contenant des leucocytes et des globules rouges du sang, et de cellules épithéliales gonflées et dégénérées. Si différents auteurs ont donné de ces produits des descriptions différentes, cela tient à la nature même des choses, et on commettrait une erreur en croyant que tous les croups ont une même pseudo-membrane ; M. Cadet de Gassicourt a dit avec raison que l'élément « inflammation épithéliale » jouait souvent un grand rôle dans la production des fausses membranes du croup, tandis que d'autres fois l'exsudat fibrineux composait la plus grande partie de la membrane croupale.

On distinguera donc bien facilement les cylindres *creux* de la diphthérie de ceux de la pneumonie massive. On pourrait plus facilement les confondre avec ceux de la bronchite pseudo-membraneuse, dont ils ont la blancheur et la canalisation centrale ; mais les pseudo-membranes de la bronchite sont formés de substance muco-albumineuse, tandis que celles de la diphthérie sont fibrino-épithéliales. L'examen histologique permettra donc, en dehors de l'évolution clinique, de faire un diagnostic, au moins dans la plupart des cas.

Aux caractères anatomiques de la fausse membrane des pneumonies massives, il faut ajouter que cette exsudation reproduit sur sa surface toutes les saillies et dépressions de la muqueuse bronchique; quand on la saisit avec des pinces et qu'on la soulève avec précaution, on la détache très-facilement de la muqueuse avec laquelle elle n'a point d'adhérence. Il arrive même, quand elle est formée depuis plusieurs jours, qu'elle baigne dans un liquide trouble, formé de mucus fluide et de leucocytes, et sécrété par la muqueuse. Ce liquide aide beaucoup sans doute à la dissociation et à l'expulsion des fragments de la fausse membrane, quand de violents efforts de toux viennent à se produire.

Mais la surface même de la muqueuse bronchique est intacte; l'épithélium cylindrique de revêtement est conservé, et toutes les tuniques de la bronche sont saines. Les capillaires sont turgescents, surtout dans la tunique conjonctive élastique; mais il n'existe aucune altération appréciable du tissu de la muqueuse.

On sait que, dans les alvéoles pulmonaires, l'exsudation fibrineuse se produit avant l'altération de l'épithélium; il en est donc de même dans les bronches, qui ne subissent que consécutivement des modifications de tissu. Il est inutile d'ajouter que ces altérations sont légères, le malade guérissant ou mourant dans un temps très-court.

Je ne parlerai que pour mémoire de l'état du poumon, qui est lourd, volumineux, granulé à la coupe, marbré et friable, comme dans la pneumonie lobaire commune. Enfin, il existait chez mon malade, entre les deux feuillets pleuraux, de légères adhérences dues à un exsudat fibrineux.

Symptômes.

La lecture de l'observation de Val... suffit pour faire connaître les principaux symptômes de de la pneumonie massive. La fièvre est vive, la dyspnée intense, et les forces très-abattues : Le malade expectore des crachats rouillés ou jus de pruneaux, et les signes physiques sont : une matité absolue sans souffle ni bronchophonie, avec absence des vibrations vocales. Mais il faut remarquer que les signes ont atteint ici leur développement maximum et qu'il n'en est pas toujours ainsi, soit que les phénomènes primitivement observés viennent à se modifier, soit que ces phénomènes n'aient jamais atteint leur complète expression.

Dans l'observation de M. Henrot, la malade réussit à expectorer dans de violents accès de toux les cylindres fibrineux qui oblitéraient ses bronches, et subitement le tableau symptomatique fut transformé. Il est intéressant d'étudier les modifications successives des phénomènes physiques dans le cas rapporté par M. Henrot. Le début fut classique : râles crépitants et souffle tubaire pendant les cinquième, sixième et septième jours de la maladie. Au huitième jour, survient une expectoration de « concrétions fibrineuses », et un nouveau signe apparaît : bruit de soupape ou de clapotement aux deux temps de la respiration; au dixième jour, la matité est beaucoup plus considérable, il y a absence absolue du murmure vésiculaire, et les vibrations thoraciques sont peu marquées.

Le onzième jour, au matin, la malade ayant rendu « 7 concrétions, dont une très-volumineuse », M. Henrot trouve que la matité absolue et le silence respiratoire ont été remplacés par une sonorité normale, des râles sous-crépitants fins ou de déplissement et par un souffle tubaire limité.

Il est facile de reconstituer sur ces symptômes, l'évolution pathologique des exsudations bronchiques qui, à mesure qu'elles se formaient ou disparaissaient, déterminaient dans les signes physiques de véritables changements à vue.

Le seul point par lequel l'observation de M. Henrot est moins complète que la mienne, touche aux vibrations vocales qu'il trouvait affaiblies et non pas disparues. En revanche, l'existence du bruit de soupape au moment où les moules fibrineux se détachent, et le retour subit de la sonorité et des râles, après l'expectoration des fausses membranes, rendent son travail particulièrement intéressant.

On sait que la malade de M. Henrot guérit et que, si notre confrère ne put constater la nature des fausses membranes, *post mortem*, il le fit pendant la vie.

Les faits que M. Viedemann a étudiés dans sa thèse, sous le nom de « bronchites croupales », sont également très remarquables; car ils servent de transition entre les pneumonies lobaires classiques et la pneumonie massive.

Ainsi, Viedemann note que la matité est plus absolue et le souffle plus intense que d'ordinaire; il ne parle point des vibrations thoraciques qui très-certainement étaient exagérées, mais il insiste justement sur l'absence d'expectoration : d'où le nom de pneumonie sèche.

Sans doute, ces faits ne sauraient rentrer dans le cadre étroit de la pneumonie massive. Mais ils s'en rapprochent : par l'existence de moules fibrineux dans les bronches de petit et de moyen calibre et par la modification des signes physiques. Seules, les grosses bronches restaient perméables, d'où le souffle plus intense et la matité plus considérable. Que les fausses membranes gagnent les gros rameaux bronchiques ; subitement, la matité devient absolue, et le souffle et les vibrations disparaissent ; la pneumonie est devenue massive. De sorte que le souffle bronchique et les vibrations vocales ne seraient jamais si près de disparaître que quand ils atteignent leur maximum de développement.

De ces faits, il résulte que les signes principaux de la pneumonie massive sont d'ordre physique, et consistent surtout dans l'extension de la matité coïncidant avec la disparition du souffle et des vibrations vocales. Quand les fausses membranes se détachent et flottent dans le courant d'air inspiré et expiré, il se produit un bruit de clapotement; enfin, l'expulsion d'un moule fibrineux peut faire disparaître brusquement tous les symptômes.

Nous ne dirons rien de l'état général du malade, ni du début de la maladie, ni de la marche de la fièvre; ce que nous pouvons savoir avec le petit nombre de faits observés, ne nous permettant aucune description spéciale. Il est utile, cependant, de noter que si la dyspnée est considérable, l'état du malade n'est cependant pas toujours typhoïde, ainsi que le prouve l'observation de M. Henrot. Au contraire, mon malade avait au plus haut degré l'abattement et la prostration typhiques.

Diagnostic.

C'est surtout avec la pleuro-pneumonie que la pneumonie massive peut être confondue. Je ne doutai pas un instant que mon malade n'eût une pneumonie; mais il s'agissait de savoir s'il n'avait pas, en même temps, un épanchement pleurétique. Les conditions d'observation dans lesquelles il se présentait à moi rendaient le problème difficile, peut-être même insoluble, car je n'avais pas assisté, comme M. Henrot, à la transformation des phénomènes stéthoscopiques. J'avais été placé devant un patient qui, avec des crachats pneumoniques, m'offrait tous les signes physiques d'un épanchement pleural. Quand on connaît toutes les modifications que peut subir la ligne de matité dans certaines pleurésies, on n'ajoute qu'une confiance médiocre aux courbes du niveau de l'épanchement dans la pleurésie compliquée de pneumonie. De même, la mensuration montre également, dans une pneumonie lobaire et dans une pleurésie, une dilatation du thorax; et M. Woillez dit, avec raison, que le fait même de la dilatation ne peut suffire au diagnostic.

D'autre part, si les pleuro-pneumonies sont fréquentes; cependant, il est juste de reconnaître qu'il y a difficilement place au même point du thorax pour une pneumonie très-étendue et une pleurésie capable de donner les signes reconnus chez mon malade. Mais c'est là, justement, le problème à résoudre. Les signes physiques appartiennent-ils à une pleurésie abondante compliquée d'un petit foyer de pneumonie (1), ou bien existe-t-il une pneumonie très-étendue et massive? J'avoue que je ne connais point, en dehors des phénomènes généraux, prostration des forces, etc., du début et de la marche des accidents locaux, un bon signe diagnostic. Ne connaissant rien du début et de la marche de la maladie de Val..., je n'avais d'autre guide que l'état typhoïde. C'est sur ce caractère que je me fondais pour « incliner » vers la pneumonie; mais je ne me suis pas cru autorisé, devant ce défaut de certitude, à ne pas tenter la ponction, qui restait inoffensive dans le cas d'une pneumonie, et devenait peut-être le salut si je rencontrais une pleurésie. Je ne me décidai donc que tardivement; mais mon parti une fois pris, j'enfonçai sans hésitation le trocart, et je fis une seconde tentative, la première ayant été infructueuse. L'autopsie me démontra que j'avais fait une opération bien inutile, mais je ne regrettais rien : *Melius anceps quàm nullum !*

Je crois donc que dans de semblables circonstances, le médecin est autorisé à faire une ponction exploratrice avec un trocart fin; car, cette ponction est le meilleur moyen, et quelquefois le seul qui permette d'arriver au diagnostic de la pneumonie massive.

Le diagnostic différentiel de cette pneumonie avec la pleurésie simple soulève moins de difficulté, parce qu'il est rare qu'on n'ait pas quelques crachats rouillés à faire entrer en ligne de compte, et dans les cas de Viedemann où l'expectoration manquait, le diagnostic ne pouvait faire doute un seul instant, le souffle tubaire et les râles crépitants ayant été faciles à percevoir.

---

(1) Ces faits existent. (Voir Grisolle, *loc. cit.*, p. 352 et suiv.) J'en ai observé, ces jours derniers, un cas remarquable chez une nouvelle accouchée du service de mon collègue et ami, M. le docteur Gouraud. Une ponction, faite en ma présence, a permis d'extraire 1,000 gr. de liquide citrin, et à l'autopsie, je trouvai l'hépatisation d'un lobe pneumonique.

Par cela seul qu'une pneumonie se complique d'un état typhoïde, le diagnostic différentiel ne se pose point entre une maladie qui se caractérise par tous les signes classiques de l'inflammation du poumon, et avec une pneumonie massive dont le caractère principal est la perversion totale de ces mêmes symptômes classiques.

Je ne parlerai que pour mémoire des pneumonies latentes, qui cessent de mériter leur nom quand on les cherche, et des pneumonies centrales, qui n'ont rien de commun avec le sujet qui m'occupe.

Dans la très-grande majorité des cas, le problème se trouvera donc posé entre trois termes : hépatisation simple, hépatisation compliquée de pleurésie, ou pleurésie. La solution sera facile si le médecin peut assister à l'évolution des phénomènes physiques, difficile et même insoluble s'il rencontre un processus anatomique achevé et des signes physiques directement inverses de ceux d'une pneumonie classique. Est-il permis, dans ce cas, de faire une ponction exploratrice? Je le crois. Non pas que je veuille atténuer l'erreur que j'ai commise dans le cas de Val..., et chercher une excuse pour mon intervention médico-chirurgicale, mais il me semble que l'innocuité de la thoracentèse, en cas d'erreur, autorise une ponction qui, dans les faits douteux, peut rendre au malade et au médecin un si grand service.

Pronostic et traitement.

Le pronostic de la pneumonie massive est extrêmement grave. Il va de soi que l'extension de l'exsudat aux grosses bronches ne peut qu'augmenter rapidement l'asphyxie, et que le danger est ici, à certains égards, proportionnel à l'étendue de l'hépatisation. La malade de M. Henrot a guéri cependant, par l'expulsion des moules fibrineux des bronches, et c'est à ce résultat que devra s'essayer la thérapeutique; malheureusement, si le malade est très-affaibli, et ne peut provoquer la rupture des fausses membranes par de violents efforts de toux, les chances de l'asphyxie augmenteront rapidement, et il succombera avant le ramollissement des exsudats. La mort arrivera d'autant plus vite que le poumon sain se congestionnera plus rapidement; et si je ne craignais pas d'être accusé de paradoxe, je dirais que l'hépatisation, une fois accomplie, les efforts de la thérapeutique doivent tendre surtout à maintenir le poumon sain en son etat normal ; ce qui ne sera point facile toujours, car le reflux de circulation dans le poumon droit, par exemple, sera d'autant plus accusé que l'inflammation occupera une plus vaste étendue du poumon gauche. Cependant, les larges révulsifs, appliqués de bonne heure, et les dérivatifs seront utilement employés. Il est inutile d'ajouter que la médication tonique trouvera ici son indication lorsqu'il sera devenu impossible de compter sur les antiphlogistiques ou sur les vomitifs, qui ne sont vraiment utiles qu'au début de la maladie.

FIN

Paris. — Imprimerie Cusset et Cᵉ, rue Montmartre, 123.

www.ingramcontent.com/pod-product-compliance
Lightning Source LLC
LaVergne TN
LVHW052033160826
845678LV00003B/1321